Gewoonten en voeding tegen kaalheid

Cesar Gonzalez Andrade

Gewoonten en voeding tegen kaalheid

Meer informatie over de voordelen van voeding

wetenschappelijk bewezen voor

kaalheid of alopecia voorkomen.

Cesar Gonzalez Andrade

ISBN: 9798838161949

Label: Onafhankelijk gepubliceerd

Omslagafbeelding: Foto door RODNAE Productions

Op het moment van publicatie van dit boek zijn de artikelen waarnaar werd verwezen vrij toegankelijk onder de Creative Commons-licentie (CC BY), deze licentie stelt anderen in staat om hun werk te distribueren, remixen, aanpassen en ontwikkelen, zelfs commercieel, op voorwaarde dat ze de oorspronkelijke creatie erkennen, noch hun auteurs of uitgevers hebben deelgenomen aan de creatie van dit boek,   maar de resultaten dienden voor het onderzoek van de hier besproken onderwerpen en in de bibliografie is de accreditatie van hun artikelen.

Waarschuwing

Gezondheidswetenschappen zoals voeding zijn een voortdurend veranderend veld en daarom kan de informatie hierin variëren. Dit boek is van informatieve aard en de gepresenteerde informatie mag niet worden beschouwd als vervanging voor een recept, diagnose of medische behandeling. De auteur is niet verantwoordelijk voor de schade veroorzaakt door het weglaten van deze waarschuwing. Het wordt altijd aanbevolen om een arts of voedingsdeskundige te raadplegen.

Index

Inleiding

Los onze gezondheidsproblemen op met betrouwbare informatie, op een meer natuurlijke manier en zonder toevlucht te nemen tot medicijnen of operaties; het is waar we allemaal naar op zoek zijn, maar de informatie die we op internet vinden is vaak verwarrend, tegenstrijdig of verkeerd en lost onze problemen niet op.

We hebben ook de informatie die we in boeken kunnen vinden, maar hier hebben we een ander probleem, de boeken die beschikbaar zijn, zijn meestal van twee soorten: het eerste is een boek dat gemakkelijk te lezen en te begrijpen is, maar met onbetrouwbare informatie, het tweede is een boek met nauwkeurige en wetenschappelijke informatie maar moeilijk te lezen, met veel technische details en weinig of geen praktische aanbevelingen.

Daarom brengen we in dit boek het beste van beide partijen samen:

De informatie in dit boek is verkregen uit wetenschappelijke onderzoeksartikelen gepubliceerd in geïndexeerde wetenschappelijke tijdschriften, de meest betrouwbare bron in termen van gezondheidskwesties. Met deze informatie kunt u acties ondernemen om uw gezondheid te verbeteren en met betere resultaten.

In alle wetenschappelijke artikelen wordt een zeer technische taal behandeld, met zeer complexe cijfers en formules, die de gebruikte methodologie uitleggen, en de resultaten worden meestal statistisch uitgelegd, maar in dit boek vindt u de informatie van de resultaten en hun conclusies op een veel duidelijkere en vooral praktische manier, zodat u het in uw voordeel kunt gebruiken.

De artikelen die in dit boek worden besproken en geciteerd, zijn de publicaties van onderzoekers met een phd- of postdoctorale graad in het onderwerp van deze publicatie. Om deze artikelen in geïndexeerde tijdschriften te publiceren, moeten ze peer-reviewed zijn, wat betekent dat hun resultaten worden beoordeeld door andere wetenschappers in hetzelfde onderzoeksgebied, om te bevestigen dat hun resultaten correct zijn.

Door het hele boek heen vindt u superscripten zoals deze: ([1]) aan het einde van bepaalde zinnen of alinea's kan deze verklaring worden gebruikt om in de bibliografie het wetenschappelijke artikel te vinden waaruit de geciteerde informatie is verkregen. Daarnaast vind je cursief de wetenschappelijke naam van de soort om deze te kunnen onderscheiden van de rest van de tekst.

Er zijn verschillende soorten onderzoek, zoals in vitro assays, die zich richten op het bestuderen van cellen of micro-organismen; er is ook observationeel onderzoek, waarbij alleen de feiten worden beschreven die de onderzoeker uit de eerste hand waarneemt zonder enige interventie uit te voeren. Voor dit boek waren de meeste onderzoeken die werden geraadpleegd echter klinische proeven bij mensen en gerandomiseerde gecontroleerde onderzoeken. De resultaten in dit laatste type onderzoek worden beschouwd als de meest nauwkeurige en betrouwbare in gezondheid.

Introductie

Kaalheid is het verlies van haar op het hoofd of een ander deel van het lichaam. In de medische wetenschappen staat het bekend als alopecia. Normaal gesproken treedt haaruitval geleidelijk op en we merken het aan het haar op het kussen, op de badkamervloer tijdens het baden en op onze kleding. Na een tijdje begonnen we delen van ons hoofd op te merken met minder haar dan voorheen.

Het haar wordt eerst verzwakt door tal van factoren die we in dit boek zullen bespreken, en eindigt dan met het afstoten van het haarzakje, het deel van de huid waar het haar wordt geboren. Omdat haar wordt geboren uit de hoofdhuid is het behoud van een gezonde huid belangrijk om haaruitval te voorkomen

Haaruitval kan veel mensen emotioneel beïnvloeden, waardoor depressie ontstaat als gevolg van de verandering in hun lichaamsbeeld en in deze gevallen is het raadzaam om met mensen te praten die hetzelfde doormaken en elkaar zo te ondersteunen.

Haaruitval laat ook de huid van het hoofd blootgesteld aan de UV-stralen van de zon, langdurige blootstelling aan deze stralen kan leiden tot huidkanker.

Dit boek is verdeeld in twee delen, in het eerste deel vindt u een meer gedetailleerde uitlegover alopecia, zoals de verschillende soorten alopecia die er zijn en hun belangrijkste verschillen. U zult ook de meest voorkomende oorzaken vinden voor een persoon om zijn haar te verliezen, zoals dieet, genetica, geslacht, levensstijlgewoonten en kwaliteit van leven.

In het tweede deel zullen we enkele voedingsmiddelen bespreken die we moeten consumeren om haaruitval te voorkomen en de gezondheid van onze hoofdhuid en ons immuunsysteem te verbeteren, wat vooral belangrijk is bij haaruitval bij kinderen.

Deel 1: Het probleem begrijpen

Alopecia wordt beschouwd als een gezondheidsprobleem en de eerste stap bij de behandeling ervan is om toe te geven dat het lijdt of dat het kan worden geleden. We moeten niet wachten tot het vordert, het is het beste om te voorkomen.

Om een probleem op te lossen, moeten we het begrijpen, daarom zullen we in dit eerste deel de verschillende soorten alopecia uitleggen die bestaan en hun verschillen in uiterlijk en oorzaken.

Diverse soorten alopecia

Normale alopecia.

Het is de meest voorkomende alopecia in de bevolking, vooral bij mannen, het ontwikkelt zich geleidelijk door de jaren heen. Normaal gesproken begint het haarverlies op de leeftijd van 25 jaar en gaat het hele leven door. Verhoogde mensen en jongere leeftijd op de planeet lijden aan alopecia.

Dit type alopecia correleert met genetica, als onze ouders alopecia hebben, is het waarschijnlijk dat we in de toekomst ook alopecia hebben, maar gewoonten en dieet zijn ook belangrijk, hoewel onze ouders geen alopecia hebben, kunnen we haaruitval presenteren als we een slecht dieet en ongezonde gewoonten in de haarverzorging hebben. Alopecia kan vanaf het begin worden voorkomen, verminderd of uitgesteld.

Alopecia areata.

Dit type alopecia komt minder vaak voor in de populatie; het komt echter vaker voor bij kinderen en vrouwen dan normale alopecia. Alopecia areata is een snel haarverlies in specifieke delen van de hoofdhuid, waardoor vaak kleine ronde gebieden zonder haar achterblijven. Het is een auto-immuunziekte, dit betekent dat het immuunsysteem of afweersysteem van het lichaam het haar aanvalt, waardoor ontstekingen en haaruitval ontstaan.

Als u of een minderjarige, u weet dat lijdt aan alopecia areata het is aanbevolen om naar de arts te gaan om uw situatie beter te analyseren. Daarnaast vind je in het tweede deel van dit boek specifieke aanbevelingen om het immuunsysteem te verbeteren, ontsteking van de hoofdhuid te voorkomen en haaruitval te voorkomen.

Vrouwelijk patroon haaruitval

Dit type haaruitval begint aan de voorkant van het hoofd, van het voorhoofd tot de nek en zoals de naam al aangeeft, komt het vaker voor bij vrouwen dan bij mannen. In tegenstelling tot de vorige soorten alopecia, is bij vrouwelijke patroon haaruitval genetica niet belangrijk, als moeders dit type alopecia hebben, is het onwaarschijnlijk dat dochters het zullen erven. De gewoonten en het dieet die het haarverlies bij de moeder veroorzaakten, zijn relevanter, zodat de dochter ze niet herhaalt.

Dit type haaruitval komt het meest voor bij vrouwen tussen de 30 en 40 jaar. Het is gemakkelijk te voorkomen door bepaalde gewoonten te veranderen en hoe eerder ze worden gecorrigeerd, hoe minder [1]haaruitval zal zijn.

Oorzaken van alopecia

Obesitas.

Obesitas heeft een bewezen correlatie met alopecia. Om te bepalen of een persoon zwaarlijvig is, is de diagnose van een voedingsdeskundige vereist, omdat u ook rekening moet houden met zaken als leeftijd, geslacht en niveau van spiermassa.

Obesitas genereert ontstekingen in de hoofdhuid en een verandering in het immuunsysteem die de cellen van het haarzakje begint aan te vallen die het haar op het hoofd genereren.

Obesitas en overgewicht bij kinderen zijn ook gekoppeld aan een 46% hogere kans op pediatrisch haarverlies, deze relatie neemt meer toe als het kind insulineresistentie heeft of diabetes begint. Daarnaast is er ook een verhoogd risico op haaruitval als de ouders ook obesitas of diabetes hebben.[2]

Rook.

Roken correleert met veel ziekten, en dit is geen uitzondering, vooral voor alopecia areata.

Sommige chemische verbindingen die vrijkomen bij het roken produceren algemene ontsteking van het lichaam, omdat het lichaam ze herkent als schadelijke stoffen, naast blootstelling aan sigarettenrook heeft dit direct invloed op de huid, inclusief de hoofdhuid en daarom is het ook raadzaam om weg te blijven van mensen die roken, vooral in gesloten ruimtes.

Rokers hebben 88% meer kans om alopecia areata te ontwikkelen dan niet-rokers van dezelfde leeftijd. Tijd en hoeveelheid tellen ook, omdat rokers die meer dan 10 jaar sigaretten roken 125% meer kans hebben om alopecia areata te ontwikkelen dan een normaal persoon, en degenen die meer dan tien sigaretten per dag roken hebben 103% meer kans.

Anabole androgene steroïden

Steroïden zijn synthetische hormonen die worden gebruikt door mannen die hun spiermassa willen vergroten samen met lichaamsbeweging, meestal aangebracht door injectie. Deze hormonen kunnen het normale proces van haargroei in de haarfollikel verstoren, het haar verzwakken en uiteindelijk haaruitval veroorzaken.

Er wordt geschat dat 14,7% van de mannen die regelmatig steroïden gebruiken in sportscholen haaruitval hebben, maar ook het gebruik van steroïden kan vrouwen treffen.[3]

Dit haarverlies kan omkeerbaar zijn als steroïden niet langer worden geconsumeerd, maar hun langdurige consumptie samen met andere factoren die het haar beinvloeden en in dit boek worden genoemd, kan permanente alopecia veroorzaken.

Slaapstoornissen

Een normale slaaproutine is 7 tot 8 uur slaap en je aan het einde uitgerust voelen, zonder nachtmerries of kortademigheid. Slaapstoornissen kunnen ervoor zorgen dat mensen zich moe voelen, zelfs na het slapen, ze kunnen ook de slaapuren verminderen en worden veroorzaakt door stress in het persoonlijke of zakelijke leven.

Verschillende studies hebben de relatie tussen alopecia en slaapstoornissen onderzocht. De resultaten zijn vrij divers, van een 400% hogere kans ophet ontwikkelen van een soort alopecia tot slechts 11,4% meer kans. Daarom is het raadzaam om te evalueren of het verbeteren van de slaapkwaliteit haaruitval vermindert en te beoordelen of de slaapstoornissen ernstig zijn.

Slaapstoornissen veroorzaken meer haaruitval bij vrouwen tussen de 30 en 40 jaar.[1]

Stress

De definitie van stress in dit boek is een constante spanning gedurende de dag, een gebrek aan vreugde en een werkontevredenheid.

Stress kan een gebrek aan haargroei, kleurverlies en verhoogd haarverlies veroorzaken. Het komt vaker voor bij vrouwen dan bij mannen en haarverlies kan veel langer duren, zelfs als de oorzaak van de stress is verdwenen.[4]

Het is belangrijk om chronische stress te onderscheiden van een voorbijgaande situatie zoals de oplevering van een belangrijk project op het werk, zodra die situatie eindigt verdwijnt de stress, maar de chronische stress houdt wekenlang aan.

Naast de aanbevelingen die in dit boek worden gepresenteerd, wordt het aanbevolen om naar de psycholoog te gaan om chronische stress te beheersen, vooral als deze samen met depressie of een ander psychologisch probleem is geleden.

Kapsels achterstevoren

Kapsels achterstevoren of het haar op de achterkant van het hoofd houden met een kousenband correleren met haaruitval met een vrouwelijk patroon en beïnvloeden daarom vrouwen meer dan mannen, maar mannen kunnen dit type alopecia ook ontwikkelen als ze hun haar constant naar achteren kammen.[1]

Het is een fysieke schade aan het haarzakje door de spanning die wordt uitgeoefend door het gebonden haar. Dit soort schade kan permanent zijn. Vrouwen die voor hun werk hun haar moeten laten binden, moeten dit soort kapsel in hun vrije momenten vermijden.

Klimaat

Haaruitval bij kinderen komt voor in bepaalde maanden van het jaar volgens observaties in het nieuwste onderzoek.

Daarom is de correlatie van klimaat met haaruitval bij kinderen onderzocht en zijn de volgende resultaten gevonden:

Verhoogde UV-blootstelling in de zomermaanden correleert met een 60% lagere kans op haaruitval bij kinderen. Minder blootstelling aan UV-stralen kan de concentratie van vitamine D in het bloed verlagen, wat het immuunsysteem kan veranderen. Haaruitval komt vaker voor als het kind problemen heeft met zijn immuunsysteem. [5] Langdurige blootstelling aan de UV-stralen van de zon kan echter kanker veroorzaken, de aanbeveling is 10 minuten directe blootstelling aan de zon in de ochtend of middag, maar niet 's middags.

Deel 2: Gewoonten en voeding

Gewoontes zijn de acties die we elke dag routinematig uitvoeren en deze kunnen goed of slecht zijn voor de gezondheid. Wanneer we een gewoonte genereren, kunnen we het zonder enige moeite doen en daarom is het zo moeilijk om ze te veranderen.

Voeding is het verkrijgen van de noodzakelijke en essentiële voedingsstoffen die alleen via de juiste voedingsmiddelen kunnen worden verkregen, om een goede gezondheidstoestand te behouden.

Met veranderingen in gewoonten en voeding kunnen we de gezondheid van ons haar verbeteren en zo haaruitval voorkomen, verminderen of vertragen.

Gezonde voeding

Soja

Soja is een voedsel op basis van een wit boonachtig graan geconsumeerd over de hele wereld en inheems in Azië.

Momenteel kunnen we soja vinden in veel voedingsmiddelen die zich voordoen als vlees.

In bevolkingsonderzoek werd de consumptie van soja
vergeleken met alopecia areata en werd geconcludeerd
dat de populaties die de meeste soja consumeerden een
50% lagere prevalentie van alopecia areata onder hun
inwoners hadden. Daarom kan regelmatige consumptie van soja alopecia areata helpen voorkomen.

Een eenvoudige aanbeveling zou zijn om twee keer per
week soja te consumeren, in een van de presentaties.

Gluten

Gluten is een eiwit en wordt normaal gesproken aan-
getroffen in graankorrels, behalve in maïskorrels.
Mensen die lijden aan coeliakie zijn intolerant voor
gluten en de consumptie ervan kan veranderingen in
het immuunsysteem en een algemene ontsteking van
het menselijk lichaam veroorzaken, inclusief de hoofdhuid die haaruitval veroorzaakt.

Een glutenvrij dieet bij mensen met coeliakie blijkt de
haargroei te stimuleren. Maar de diagnose van coeliakie moet door een arts worden uitgevoerd.

U kunt zien of een verpakt voedsel gluten bevat door
het etiket te controleren. Bovendien zijn sommige voedingsmiddelen die gluten bevatten brood, bier, gebak
en koekjes.

Alcohol

In deze aanbeveling moeten we voorzichtig zijn. Studies suggereren dat alcoholgebruik helpt haaruitval als gevolg van stress te verminderen, omdat het een natuurlijke relaxant is, maar onthoud dat overmatig alcoholgebruik correleert met andere ziekten zoals cirrose.

De aanbeveling voor mannen is twee bieren van 350 milliliter en voor vrouwen slechts één biertje per dag. Alcoholgebruik correleert echter met verhoogd haarverlies bij vrouwen.[1]

Mensen die alcohol consumeren, kunnen ook alcoholisme ontwikkelen. Het is meer aan te raden om op zoek te gaan naar andere manieren om met stress om te gaan, zoals meditatie

Omega 3 - Omega 3

Het is een essentiële olie die het lichaam nodig heeft en kan alleen worden bereikt door middel van een aantal specifieke voedingsmiddelen. Het helpt ontstekingsziekten te voorkomen en daarom ook het immuunsysteem te reguleren en de ontwikkeling van alopecia areata te voorkomen. De meeste mensen hebben een tekort aan Omega 3.

Voedingsmiddelen die Omega 3 bevatten zijn tonijn, sardine en zalm, vlas en pompoenpitten.

De consumptie van Omega 3 wordt vooral aanbevolen voor minderjarigen. Er wordt voorgesteld om het alleen aan te vullen onder toezicht van een voedingsdeskundige of arts.

Gember *Zingiber officinale*

Het is een plant van Aziatische oorsprong, de wortel wordt al eeuwenlang gebruikt als kruiderij of ingredient in de Europese en Aziatische keuken, vanwege de unieke smaak. Het is toegeschreven veel voordelen voor de menselijke gezondheid omdat het bevat veel antioxidanten.

De regelmatige consumptie helpt de effecten van alopecia areata te verminderen. Er zijn voedingssupplementen van gember, de [6]meest aanbevolen zijn die met het etiket van biologisch product, een voedingsdeskundige of arts moet toezicht houden op de consumptie ervan, vooral bij minderjarigen en bij mensen die medicijnen gebruiken.

Vitamine D

Vitamine D is een organische verbinding die van vitaal belang is voor de goede werking van het menselijk lichaam, maar het lichaam produceert het nietzelf en moet het in het dieet consumeren, bovendien moeten mensen ook worden blootgesteld aan de zonnestralen om vitamine D3 te produceren.

Lage niveaus van vitamine D correleren met alopecia areata en daarom nog belangrijker, in de kindertijd alopecia, correleert het ook met vrouwelijk patroon haaruitval.

Deze vitamine kan worden verkregen in voedingsmiddelen zoals levertraan, verse tonijn, kippenlever, runderlever, melk, yoghurt, kaas, onder anderen.

Vitamine D-suppletie moet worden gecontroleerd door een voedingsdeskundige of arts, omdat een teveel aan vitamine D vergiftiging kan veroorzaken. [7]

Appel *Malus pumila*

Het is een variëteit van appel die groeit in Zuid-Italië, kleiner dan normale appel en bevat een hoger gehalte aan polyfenolen gerelateerd aan minder haaruitval.

Deze appel verhoogt de gemiddelde levensduur, dichtheid en keratinegehalte van het haar; daarom wordt het aanbevolen voor mensen met dof of zeer dun haar veroorzaakt door stress.[8]

Regelmatige consumptie van elk type appel helpt ook haaruitval te verminderen, omdat alle soorten appels flavonoïden bevatten, hoewel in mindere mate.

Knoflook *Allium sativum*

Knoflook is een plant die al duizenden jaren wordt gebruikt als smaakmaker voor voedsel in Europa en Azië.

De bollen zijn het deel dat in de keuken wordt gebruikt en dat n veel voedingsstoffen bevat zoals flavonoïden en zink.

Het verbruik ervan correleert met een betere stotlud van de huid op de hoofdhuid en met een betere bescherming tegen UV-stralen.

Het wordt vooral aanbevolen voor mannen en mensen die al aanzienlijk haarverlies hebben om UV-schade aan de blootgestelde huid van het hoofd te voorkomen.[8]

Bewezen kruidenremedies

Tamanu olie Calophyllum inophyllum

Het is een plant afkomstig uit de Polynesische regio, traditioneel gebruikt om haaruitval te behandelen. Het is vermeldenswaard dat in deze regio verschillende planten worden gebruikt om haaruitval te behandelen, maar studies tonen aan dat alleen tamanu-olie *Calophyllum inophyllum* haaruitval kan verminderen.

Het heeft een belangrijke ontstekingsremmende capaciteit en wordt daarom meer aanbevolen voor mensen met een aangetast immuunsysteem zoals mensen met alopecia areata of voor mensen met obesitas en die normale alopecia of vrouwelijk haarverlies hebben.[9]

Thuja orientalis

Het is een plant die al vele jaren in Azië wordt gebruikt om mensen met haaruitval te behandelen. Het deel van de plant dat wordt gebruikt, zijn de bladeren die worden gemalen en herhaaldelijk worden gekookt om een geconcentreerd extract te krijgen.

In de afgelopen jaren zijn studies uitgevoerd die aantonen dat de continue toepassing op de hoofdhuid van het geconcentreerde extract van *Thuja orientalis* de haargroei bevordert. Momenteel kan het commercieel gemakkelijk worden verkregen.[10]

Ginseng Panax ginseng |

Ginseng is een kleine plant uit Azië, de wortel wordt al duizenden jaren gebruikt in de traditionele Aziatische geneeskunde om verschillende ziekten te behandelen.

Koreaanse rode ginseng is gebruikt als voedingssupplement om de haargroei te verhogen, studies tonen aan dat het haarzakjescellen stimuleert die hun functie verloren door stress en de halfwaardetijd van het haar verhoogt om de val ervan te voorkomen.[8]

Het wordt meer aanbevolen voor volwassenen en niet voor kinderen. Het wordt vooral aanbevolen voor vrouwen die chronische stress hebben en haaruitval bij vrouwen hebben.

Koffie Koffie Arabica

Koffie is een zaadje dat verhoogde niveaus van cafeïne bevat, normaal gesproken geconsumeerd na het branden en malen, in de vorm van een warme drank.

Het consumeren van cafeïne helpt echter niet om haaruitval te voorkomen, cafeïne moet op de hoofdhuid worden aangebracht om de haargroei bij vrouwen en mannen te bevorderen. Het helpt ook bij het voorkomen van haaruitval.[8]

Er zijn momenteel shampoos en haartonicums op de markt die cafeïne bevatten. De resultaten zijn niet onmiddellijk en het wordt aanbevolen om een behandeling te volgen voor een periode langer dan 2 maanden.

Ulmus Davidiana

Het is een plant die wordt gebruikt in de traditionele Koreaanse geneeskunde. Een extract van de schors wordt gebruikt en vervolgens op het hoofd gesmeerd.

Het extract helpt de cellen van het haarzakje om op een normale manier haar te genereren en de val ervan te voorkomen.

Het wordt momenteel onderzocht en positieve resultaten tegen haaruitval zijn verkregen, maar het is nog niet beschikbaar voor commercialisering, het zal naar verwachting beschikbaar zijn in de komende jaren wanneer de resultaten commerciële interesse genereren in het publiek en cosmetische bedrijven.[11]

Conclusies

Het eerste en belangrijkste is om te bepalen aan welk type alopecia je lijdt. Hiervoor is een nauwkeurige medische diagnose belangrijk.

Dan kunnen we in dit boek identificeren welke van de oorzaken degene kunnen zijn die haaruitval heeft veroorzaakt en zo bepalen welke gewoonten we kunnen veranderen en hoe we ons dieet kunnen aanpassen om haaruitval te voorkomen.

In dit boek vind je veel aanbevelingen om gewoontes en voeding te verbeteren om haaruitval te voorkomen of te verminderen. De resultaten bij elke persoon kunnen variërenr, daarom wordt voorgesteld om elk van de aanbevelingen van het proefschrift gedurende 2 maanden te proberen om te observeren of haaruitval afneemt, voordat u een andere aanbeveling probeert.

De algemene aanbevelingen die we kunnen volgen voor alle soorten alopecia zijn, behoud een gezond gewicht, vermijd roken en verbeter onze vitamine D-spiegels.

Dankbaarheid

Al mijn dank gaat uit naar de mensen die dit boek hebben gekocht en de informatie willen gebruiken om hun leven en gezondheid, of dat van een geliefde, te verbeteren.

Vergeet niet om je opmerkingen achter te laten en dit boek te beoordelen op het platform waar je het hebt gekocht.

Je kunt een onderwerp voorstellen of me een vraag stellen in het volgende WhatsApp-nummer: +52 777 109 5835.

Bibliografie

1. Yi, Y. *et al.* Effect of Behavioral Factors on Severity of Female Pattern Hair Loss: An Ordinal Logistic Regression Analysis. *International Journal of Medical Sciences* **17**, 1584 (2020).

2. Özcan, D. Pediatric androgenetic alopecia: a retrospective review of clinical characteristics, hormonal assays and metabolic syndrome risk factors in 23 patients. *Anais Brasileiros de Dermatologia* **97**, 166–172 (2022).

3. Albaker, W. *et al.* Anabolic–Androgenic Steroid Abuse among Gym Users, Eastern Province, Saudi Arabia. *Medicina (B Aires)* **57**, (2021).

4. Peters, E. M. J. *et al.* Hair and stress: A pilot study of hair and cytokine balance alteration in healthy young women under major exam stress. *PLoS ONE* **12**, (2017).

5. George, E. A. *et al.* Influence of climate factors on pediatric alopecia areata flares in Philadelphia, Pennsylvania. *Scientific Reports* **11**, 21034 (2021).

6. Jaganjac, M., Tisma, V. S. & Zarkovic, N. Short Overview of Some Assays for the Measurement of Antioxidant Activity of Natural Products and Their Relevance in Dermatology. *Molecules* **26**, (2021).

7.   Gerkowicz, A., Chyl-Surdacka, K., Krasowska, D. &
        Chodorowska, G. The Role of Vitamin D in Non-
        Scarring Alopecia. *International Journal of Molecu-
        lar Sciences* **18**, (2017).

8.   Bassino, E., Gasparri, F. & Munaron, L. Protective
        Role of Nutritional Plants Containing Flavonoids in
        Hair Follicle Disruption: A Review. *International
        Journal of Molecular Sciences* **21**, (2020).

9.   Hughes, K. *et al.* Hair Growth Activity of Three
        Plants of the Polynesian Cosmetopoeia and Their
        Regulatory Effect on Dermal Papilla Cells. *Mole-
        cules* **25**, (2020).

10.   Zhang, N. nan, Park, D. K. & Park, H. J. Hair growth-
        promoting activity of hot water extract of Thuja
        orientalis. *BMC Complementary and Alternative
        Medicine* **13**, 9 (2013).

11.   Kwon, Y. E., Choi, S. E. & Park, K. H. Regulation of
        Cytokines and Dihydrotestosterone Production in
        Human Hair Follicle Papilla Cells by Supercritical
        Extraction-Residues Extract of Ulmus davidiana.
        Molecules **27**, (2022).